子宫颈病变诊治掌中宝

（第2版）

主编　李克敏　毕　蕙

编者　（按姓氏拼音排序）

　　　　毕　蕙　北京大学第一医院妇产科
　　　　董　颖　北京大学第一医院病理科
　　　　李克敏　北京大学第一医院妇产科
　　　　廖秦平　北京大学第一医院妇产科
　　　　赵　健　北京大学第一医院妇产科

北京大学医学出版社

ZIGONGJING BINGBIAN ZHENZHI

ZHANGZHONGBAO

图书在版编目 (CIP) 数据

子宫颈病变诊治掌中宝/李克敏，毕蕙主编.
—2版．—北京：北京大学医学出版社，2012.6
ISBN 978-7-5659-0385-4

Ⅰ.①子… Ⅱ.①李… ①毕… Ⅲ.①子宫颈
疾病—诊疗 Ⅳ.①R711.74

中国版本图书馆 CIP 数据核字(2012)第 076815 号

子宫颈病变诊治掌中宝（第 2 版）

主　　编：李克敏　毕　蕙
出版发行：北京大学医学出版社
　　　　　（电话：010－82802230）
地　　址：(100191) 北京市海淀区学院路 38 号
　　　　　北京大学医学部院内
网　　址：http：//www. pumpress. com. cn
E－mail：booksale@bjmu. edu. cn
印　　刷：北京圣彩虹制版印刷有限公司
经　　销：新华书店
责任编辑：冯智勇　宋建君　责任校对：金彤文
责任印制：苗　旺
开　　本：850 mm×1168 mm　1/64　印张：2
　　　　　字数：66 千字
版　　次：2012 年 9 月第 2 版
　　　　　2012 年 9 月第 1 次印刷
书　　号：ISBN 978-7-5659-0385-4
定　　价：18.00 元

再版前言

本书第 1 版面世已 7 年，受到广大读者的厚爱，深表感谢！

治疗子宫颈病变是防治宫颈癌的重要环节。近年来对宫颈癌的防治发生了革命性的变化：宫颈液基细胞学技术的普及、TBS 细胞学诊断系统日益完善、人乳头瘤病毒（HPV）- DNA 检测新技术的开展、HPV 预防性疫苗的临床应用等，开创了预防宫颈癌的新时代。我国宫颈癌的发病率和死亡率均较高，目前某些地区的医疗单位及医务人员在宫颈癌的诊治方面，仍然存在不规范、治疗过度或治疗不足的现象。我们曾举办多次培训班，包括实习操作，受到学员们的好评。

为满足读者的需求，我们参照美国 2006 年 ASCCP 循证医学共识指南和国际有关指南，以及中国子宫颈病变诊断与治疗指南专家组制订的《子宫颈病变诊断与治疗指南》，再版此小册子，在第 1 版的基础上更新和补充了部分内容，重点强化"三阶梯"诊断、宫颈细胞学异常和组织病理异常的处理原则。更便于临床规范操作。

编者

2012 年 7 月

初版前言

宫颈癌是妇女最常见的恶性肿瘤之一，而且近年来其发病率有上升和年轻化的趋势，所以对于宫颈癌及癌前病变的病因研究、早期诊断和治疗成为世界各国学者研究的热点，并且在这些方面已有很多进展。但是该领域的许多新知识、新观念、新技术、新疗法还未被广大临床医师所认识和应用，特别是在诊断和治疗方面还存在滞后或不规范的现象。为了普及和交流该范畴的信息，为了利用最新的理论和技术早期诊断、早期治疗宫颈癌前病变，为了把宫颈癌扼杀在癌前阶段、最终有望消灭宫颈癌，我们出版这本《宫颈病变诊治掌中宝》。本书特点为知识新颖、简明实用、可操作性强，便于随身携带和翻阅。希望本书能对本科医学生、临床妇产科医师、进修医师等的学习和应用有所帮助。不足之处望同道们指正。

编者

2005 年 5 月

目　录

第一章 子宫颈病变的概念 与流行病学

一、CIN 的概念与命名

◇ 传统的子宫颈病变（cervical lesions）是一个比较泛化的概念，系指发生在子宫颈部位的各种病理改变，包括炎症、感染、损伤、癌前病变、肿瘤、畸形和子宫内膜异位症等。

◇ 近年来子宫颈病变限指宫颈上皮内瘤变（cervical intraepithelial neoplasia，CIN），即包括宫颈非典型增生和（或）宫颈原位癌的一组癌前病变。它反映了宫颈癌（cervical carcinoma，CC）发生和发展的连续过程。

◇ CIN 是病理科医生借助显微镜才能诊断的病变，是阻止发展为宫颈癌的重要阶段。

◇ 组织学分类采用 2006 年 ASCCP 指南：CIN1 为宫颈上皮内瘤变 1 级，指低级别宫颈上皮内瘤样病变（属 LSIL）；CIN 2 和 CIN 3 分别为宫颈上皮内瘤变 2 级和 3 级，指高级别宫颈上皮内瘤样病变（属

HSIL），均为宫颈鳞状上皮的癌前病变（图1）。

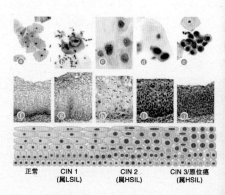

| 正常 | CIN 1
（属LSIL） | CIN 2
（属HSIL） | CIN 3/原位癌
（属HSIL） |

图1　子宫颈细胞学与组织病理学分类示意图

◇ 需注意：细胞学 LSIL 不等于组织病理学的 CIN1，细胞学 HSIL 不等于组织病理学的 CIN2 和 CIN3。

二、CIN 和 CC 的发病率

◇ 据 WHO 统计，全球每年有 20 多万人死于宫颈癌，其中 80% 发生在发展中国家。全世界每年新发 CC 约 46.6 万例，亚洲约 23.5 万例，我国约 13 万例。

◇ 英国统计全球患 CIN2 和 CIN3 的妇女至少有 1000 万，而且可能低估了 40%～50%。美国健康计划数据显示：美国女性

CIN1 发病率为 1.2/1000，CIN2 和 CIN3 发病率为 1.5/1000。

◇ 据统计，近年来 CC 患者数每年以 2%～3% 增加，而且呈现年轻化趋势。20 世纪 50 年代 CC 患者平均年龄为 60 岁，90 年代末提前到 50 岁。澳大利亚报道＜35 岁的 CC 发病率从 20 世纪 60～80 年代上升了 50%。

三、病因学研究

（一）高危型 HPV 感染是 CC 的主要病因

◇ 有报道称宫颈癌标本中 99.8%～100% 可找到 HPV - DNA；CIN1 中 30%～61.4%、CIN2 和 CIN3 中 65%～97% 有 HPV 感染。

◇ HPV 高危亚型感染使患 CC 的相对风险增加 250 倍。HPV 高危亚型感染能否发展到 CIN 和癌变，取决于病毒因素（HPV 的型别、HPV - DNA 含量、首次感染的时间）、宿主因素（性行为、免疫功能、妊娠、激素、营养等）和环境协同因素等。

◇ HPV 感染（HPV I）是性传播感染（sexually transmitted infection，STI）（但不一定有性混乱）。75%～80% 的妇女一生中有可能感染 HPV，年轻的性生活活跃妇女的感染率最高。80%的感染属于一过性感染，在感染后 12 个月自然转阴，2 年后约 9%的感染持续。有些妇女可能反复感染同一 HPV 亚型或不同 HPV 亚型，也可能同时感染几种不同 HPV 亚型。

◇ HPV 致癌的机制模式图：

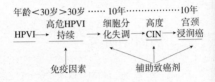

（二）其他辅助危险因素

◇ 其他感染：单纯疱疹病毒 2（HSV2）或其他性传播感染（STI）。

◇ 性行为：开始性生活年龄过低、多个性伴侣和长期非屏障避孕。

◇ 月经及分娩：不良卫生习惯、多次流产或分娩导致子宫颈损伤与感染。

◇ 男性性行为：丈夫或男友多个性伴、性伴的性伴患有 STI、CIN 或宫颈癌。

◇ 吸烟：风险升高 2 倍，与子宫颈尼古丁含量高、免疫力下降有关。

◇ 口服避孕药：连续使用 8 年以上者风险升高 2.2 倍（主要为腺癌）。

◇ 免疫抑制过度：肾移植等术后长期服用免疫抑制剂者。

◇ 有生殖道恶性肿瘤史或家族遗传因素。

◇ 社会经济状况低下及不良工作环境。

四、HPV 检测及临床应用

（一）杂交捕获法 2 （HC-2）

该技术使用两种特异性探针：高危型探针检测 HPV16、18、31、33、35、39、45、51、52、56、59 和 68 型，低危型探针检测 HPV6、11、42、43、44 型。方法标准化，检测效率高。检测值>1 为阳性。

（二）核酸分子导流杂交（导流杂交）基因分型技术

可一次检测出 13 种 HPV 高危型（16、18、31、33、35、39、45、51、52、56、58、59 和 68 型）、5 种 HPV 低危型（6、11、42、43、44 型）和中国人群常见型（53、66、CP8304 型）共 21 种型别，并能检测出混合型感染，最终得到 HPV 病毒感染的分型结果。

（三）Invader 技术

2009 年获美国食品和药物管理局（FDA）认证，该技术平台一次可以检测出三个片段 A5/A6、A7、A9，共 14 种 HPV 高危型别，包括 16、18、31、33、35、39、

45、51、52、56、58、59、66 和 68 型，目前在中国已经被用于临床检测。

（四）HPV-DNA 检测的应用

◇ HPV 检测发现 CIN2 及以上病变的敏感性和特异性分别为 95% 和 93%，优于细胞学的 60% 和 97%。

◇ 联合使用 HPV-DNA 检测和细胞学检查的敏感性较单独使用任何一种方法的敏感性显著提高，阴性预测值达 99%～100%。

◇ 对于年龄≥30 岁女性，间隔 3 年使用细胞学联合 HPV 检测相当于或优于每年细胞学筛查。

◇ 对于细胞学检查阴性而 HPV 检查阳性者，最好 12 个月时复查细胞学联合 HPV 检测。

◇ 重复 HPV 检测持续阳性者，应行阴道镜检查。

◇ 细胞学和 HPV 检测均为阴性的女性 3 年内不必再次筛查。

五、特殊人群

（一）青春期女性（≤20 岁）

◇ HPV 感染率高，细胞学异常（ASCUS 和 LSIL）者较多见，但发生高级别 CIN 和子宫颈浸润癌的风险低。

◇ 由于此类患者免疫力较强，绝大多

数 HPV 感染在 2 年内可自发清除，CIN 自发消退的比例非常高。

◇ 不鼓励对此低级别细胞学异常者常规行阴道镜检查和宫颈活检。

（二）妊娠期女性

◇ 早孕初诊检查内容应常规包括子宫颈细胞学检查。

◇ 妊娠期筛查子宫颈病变的目的主要是筛查浸润癌。

◇ 对癌变风险低者，可延缓阴道镜检查和相关有创操作，禁忌搔刮子宫颈管。

◇ 妊娠期 CIN2、CIN3 进展为浸润癌的风险非常小，而产后自发消退率相对较高。

◇ 妊娠期治疗 CIN 的并发症很高，病变持续和复发率也较高。

◇ 妊娠期行宫颈锥切术的唯一适应证是除外子宫颈浸润癌。

第二章 子宫颈上皮组织病理学基础

一、正常子宫颈上皮组织学 (organization of cervix)

子宫颈阴道部被覆非角化的鳞状上皮，子宫颈管被覆单层柱状上皮。

(一) 鳞状上皮 (squamous epithelium)

◇ 被覆子宫颈阴道部的复层鳞状上皮，约有 20 层细胞，分为基底带、中间带和浅带（图 2）。

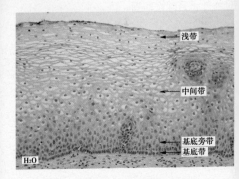

图 2 正常子宫颈复层鳞状上皮

◇ 基底带：又称生发层，能不断产生新的上皮细胞。这层细胞直接与基底膜接触，为一排低柱状细胞。

◇ 中间带：又称棘层，细胞体积增大，多边形或梭形，细胞间出现间桥，胞浆多而淡染，含糖原，核相对小。

◇ 浅带：处于最表面的细胞层，分化最成熟，细胞扁平，核浓缩，胞浆嗜酸性。

（二）柱状上皮（cervical columnar epithelium）

◇ 子宫颈管被覆单层分泌黏液的高柱状上皮，少数细胞有纤毛。

◇ 表面上皮向间质内凹陷，反复分支形成的管道，即宫颈腺体。

◇ 在柱状上皮与基底膜之间有散在的储备细胞，一般情况下不明显，增生时表现为1～2层立方形细胞，大小一致（图3）。

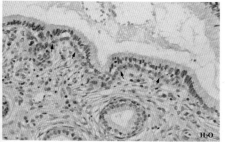

图3 正常子宫颈单层柱状上皮、储备细胞（箭头示）和腺体

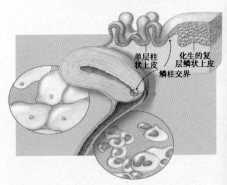

原始鳞状上皮
原始鳞柱交界
新鳞柱交界
转化区化生的鳞状上皮
柱状上皮

图 4a　正常子宫颈上皮及转化区

单层柱状上皮
化生的复层鳞状上皮
鳞柱交界

图 4b　子宫颈转化区——柱状上皮向鳞状上皮化生示意图

◇ 为原始鳞柱交界与新鳞柱交界之间的区域。是宫颈癌好发部位和阴道镜检查的靶区。

◇ 原始鳞柱交界（original squamous colum junction，OSCJ）：为子宫颈阴道被覆

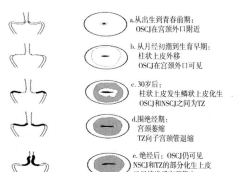

a.从出生到青春前期:
OSCJ在宫颈外口附近

b.从月经初潮到生育早期:
柱状上皮外移
OSCJ在宫颈外口可见

c.30岁后:
柱状上皮发生鳞状上皮化生
OSCJ和NSCJ之间为TZ

d.围绝经期:
宫颈萎缩
TZ向子宫颈管退缩

e.绝经后: OSCJ仍可见
NSCJ和TZ的部分化生上皮
已经缩进子宫颈管内

图 4c 子宫颈 OSCJ 和 NSCJ 及转化区 (TZ) 的形成示意图

的原始鳞状上皮与柱状上皮的交界，界限清楚。该交界在胚胎 20 周即形成。

◇ 新鳞柱交界 (new squamous colum junction, NSCJ)：为由柱状上皮化生的鳞状上皮与柱状上皮的交界。

◇ 新鳞柱交界的位置随年龄、性激素水平等（随化生上皮向内外迁延）会向子宫颈口内外推移。

（四）化生上皮 (metaplastic epithelium)（图 5）

◇ 由原始鳞柱上皮交界处的柱状上皮逐渐转化成的鳞状上皮。分为成熟和不成熟化生上皮。

◇ 化生的过程为：子宫颈的柱状上皮

11

下与基底膜之间有一种储备细胞，由于某种原因的激发，发生转化及分裂，形成复层未分化的上皮，覆盖在柱状上皮乳突的顶部及乳突之间，以后逐渐化生为鳞状上皮（图5a）。

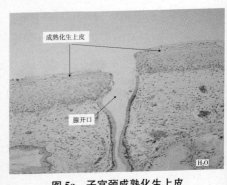

图 5a　子宫颈成熟化生上皮

◇ 成熟化生上皮（mature metaplasia epithelium）：或完全鳞化上皮，鳞状细胞分化成熟，层次分明，表面的柱状上皮已不存在。多发生于子宫颈表面的柱状上皮。

◇ 不成熟化生上皮（immature metaplasia epithelium）：或不完全鳞化上皮，在化生早期未成熟时，其柱状上皮下有鳞样细胞增生，细胞多层，胞浆少，密度较大，分层不明显，在表面还全部或部分保留柱状上皮。当分化与极性不明显时，须注意与非典型增生、原位癌鉴别（图5b－c）。

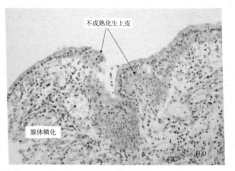

不成熟化生上皮

腺体鳞化

图 5b 子宫颈不成熟化生上皮

二、宫颈上皮内瘤变

◇ 在化生过程中受酸性环境刺激或致癌因子打击，细胞分化与成熟发生障碍，幼稚的基底细胞向上增生，细胞核增大，不规则，核染色质增多，核分裂活跃，核/浆比例增大，并出现非典型性，在一定程度上与癌细胞相似。

◇ 绝大多数非典型增生仅累及子宫颈移行带化生的鳞状上皮，不累及子宫颈外部的鳞状上皮，且病变范围大小不一，微小病灶单纯活检即可去除；或累及子宫颈大部分，向上可延伸至子宫颈管，向下可达宫颈阴道部和阴道上部。

◇ 非典型增生程度可逐渐加重，最后发展为原位癌，Richard（1967 年）将这一连续性病变过程统称为宫颈上皮内瘤变（CIN），现已被国际公认，并被认为是浸润性鳞状细胞癌的前驱病变。通常将 CIN 分为三级：

◇ CIN1：子宫颈表皮下 1/3 层细胞增生，核轻度异型，核分裂象少，其上部细胞成熟，并可出现挖空细胞（图 6）。

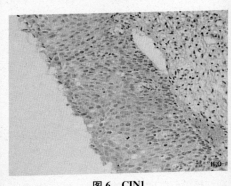

图 6　CIN1

◇ CIN2：表皮下 1/2～2/3 层细胞增生，核大，异型明显，核分裂象多见，并可见病理性核分裂象（图 7）。

◇ CIN3：镜下看不到成熟鳞状上皮或仅表浅数层细胞成熟，超过下 2/3 层的细胞显著增多，核异型显著深染，核分裂象多见，病理性核分裂象多见。重度非典型增生到达全层或几乎全层时为原位癌（图 8）。

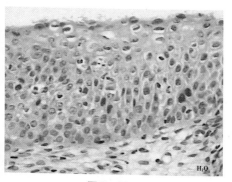

图7　CIN2

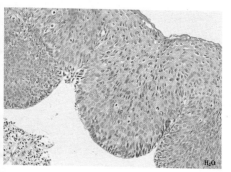

图8　CIN3

三、子宫颈鳞状细胞癌
(squamous cell carcinoma)

80%以上的宫颈癌为鳞状细胞癌。

◇ 镜下早期浸润癌（microinvasive carcinoma）：在原位癌的基础上，在镜下发现癌细胞为小团状似泪滴状、锯齿状穿破基底膜，或进而出现膨胀性间质浸润，肉眼未见癌灶。镜下早期浸润癌即 Ia 期，又分为镜下微浸癌（Ia1 期）和镜下早期浸润癌（Ia2 期），前者指癌细胞突破基底膜，浸润间质不超过3mm，后者指其浸润间质的深度为3～5mm，水平播散范围均不超过7mm（图9）。

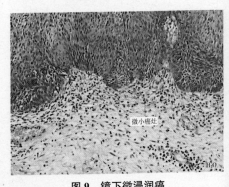

微小癌灶

图9 镜下微浸润癌

◇ 宫颈浸润癌（invasive carcinoma）：病灶范围超过 Ia 期，临床检查肉眼可看到癌灶，呈外生息肉状，或向子宫颈深部浸润性生长呈溃疡或空洞状。近年来宫颈鳞癌组织形态分类中出现了一些新亚型，它们的生长方式、细胞形态和分化程度等均存在差异。目前 WHO 分类中将宫颈鳞状细胞癌分为八个组织亚型：角化型、非角化型、基底细胞样、疣状癌、湿疣型、乳头状型、淋巴上皮样、鳞状移形细胞癌（图10）。

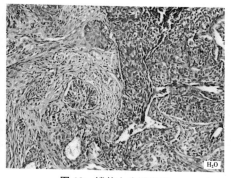

图 10　鳞状上皮浸润癌

四、宫颈腺癌及癌前病变
(glandular tumors and precursors)

◇ 原发性子宫颈腺癌约占全部宫颈癌的 $5\%\sim15\%$。其中一半表现为外生性肿物，另一部分病例为浸润性或溃疡性肿物，约 15% 病例无肉眼可见的肿物（图11）。

◇ 宫颈腺癌总体预后较鳞癌差。多数组织类型的子宫颈腺癌诊断并不困难，但微偏腺癌（minimal deviation variant）是一个特例，又称为恶性腺瘤，非常少见，镜下由高分化的黏液性腺体构成，其组织形态常与正常宫颈腺体相差无几，从而造成诊断困难。

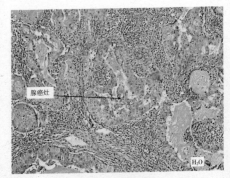

图 11　宫颈腺癌

◇ 宫颈腺癌中也存在原位癌和早期浸润癌阶段，有人提出将宫颈腺体非典型增生及原位癌归入宫颈腺上皮内瘤变（cervical intraepithelial glandular neoplasia，CIGN）。

◇ 原位腺癌即癌变腺体深度不超过其周围正常腺体的深度，无间质浸润，间质内可有炎症反应。80%的腺癌癌胚抗原（CEA）为阳性，而正常腺体为阴性，这一点在鉴别诊断中很有帮助。另外，至少50%的原位腺癌同时伴有鳞状上皮CIN。

◇ 早期浸润腺癌是指轻微的间质浸润，通常不发生转移。组织形态学表现为显著异型的腺体代替正常的腺体，浸润深度超出正常腺体分布的深度（>4mm）。目前认为宫颈原位腺癌及早期浸润癌预后良好，与相应级别的鳞状上皮病变基本相同。

五、子宫颈湿疣（condyloma）

◇ 是与人类乳头状瘤病毒（HPV）感染密切相关的子宫颈鳞状细胞增生性病变，好发于感染的鳞柱交界处——移行带化生的鳞状上皮。

◇ 肉眼常为息肉或毛刺样外观，镜下最突出的共同特征是在鳞状上皮中表层出现挖空细胞（koilocytosis），核大，核膜皱缩，染色质呈绳索状，核似葡萄干样，并可见双核和多核，核周空化，其他组织学改变包括鳞状上皮乳头状增生，棘层增厚，间质不同程度的炎细胞浸润（图12）。

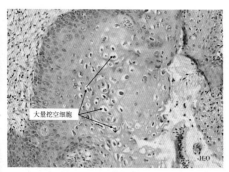

大量挖空细胞

图12　子宫颈湿疣，大量挖空细胞

◇ 本病变常伴有轻度非典型增生，无临床意义。但如为程度较重的非典型增生，则按宫颈上皮内瘤变评价和分级。

◇ 根据增生的鳞状上皮是否形成乳头及乳头的方向将湿疣分为 5 个亚型:

● 乳头状湿疣:鳞状上皮与纤维组织呈乳头状增生。

● 尖头湿疣:细长的间质乳头伸向鳞状上皮,形成尖细乳头。

● 扁平湿疣:原始鳞状上皮间质乳头增高、增宽,最多见。

● 内(倒)生性湿疣:子宫颈管内膜化生沿宫颈腺口伸入腺腔。

● 非典型性湿疣:鳞状上皮中度或重度非典型增生。

第三章　子宫颈细胞学诊断进展

巴氏（GN）于1941年首次报道用宫颈涂片诊断宫颈癌，杨大望于1951年首次将此项技术引进我国，诊断阳性率可达85%～95.4%。自应用巴氏涂片以来，全世界范围内已减少了70%～90%的宫颈癌，但假阴性率达15%～40%，近年来，在子宫颈细胞学检查技术和报告系统方面有了革命性的发展，进一步提高了诊断的准确率。

一、子宫颈细胞学检查技术和报告系统的进展

◇ 取材工具采用子宫颈小毛刷，代替了传统的小木板，以保证取到子宫颈转化区和子宫颈管处的细胞（图13）。

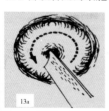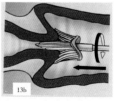

图13　取材工具　a. 传统木角板　b. 子宫颈毛刷

◇ 制片采用液基细胞学（TCT 或 LCT）的方法，代替了传统的直接干涂片法。避免了所取细胞的丢失和破坏、提高了制片质量、降低了假阴性率、提高了灵敏度（图 14）。

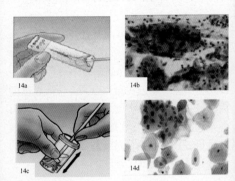

图 14　制片方法　a. 传统干片　b. 传统图片
　　　　　　　　　　c. 液基制片　d. TCT 图片

◇ 细胞学报告分类采用 2001 年 Bethes-da 系统（TBS）术语，替代了传统的巴氏分级。

二、TBS 子宫颈细胞学报告解读

（一）未见上皮内病变细胞和恶性细胞

1. 正常子宫颈上皮细胞（图 15）

复层鳞状上皮细胞包括基底层（内底层）、附基底层（外底层）、中层和表层（角化前，不全角化）细胞。随体内雌激素水平的不同，鳞状上皮各层细胞出现率有所不同。

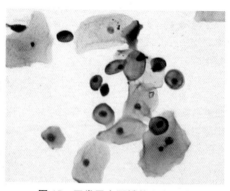

图 15　正常子宫颈鳞状上皮细胞

2. 柱状上皮细胞（图 16）

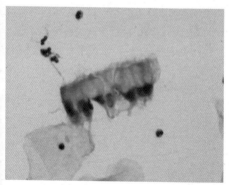

图 16　柱状上皮细胞（子宫颈管腺细胞）

有纤毛柱状上皮和黏液柱状上皮两种细胞形态。有蜂窝状、栅栏状、单个分散 3 种排列形式。

3. 滴虫性阴道炎

滴虫呈梨形，15～30μm 大小。常存在于上皮细胞的边缘，背景中混掺退变的中性粒细胞。

4. 真菌感染

念珠菌芽孢为 3～7μm 大小，巴氏染色嗜曙红或灰褐色。在中性粒细胞和鳞状上皮细胞堆的背景中呈"发芽树枝"状的酵母菌（菌丝和芽孢或孢子）。

5. 球杆菌感染

鳞状上皮细胞被球杆菌覆盖，尤其沿细胞膜边缘排列，称为"线索细胞"。小的球杆菌亦充满上皮细胞间的背景中。

6. 杆菌形态符合放线菌属

为具锐角分枝状细丝样微生物，呈纷乱团排列，外观颇似破棉絮球或破驼毛片状。

7. 细胞形态改变与单纯疱疹病毒感染有关（图 17）

细胞均匀增大，多核，相嵌排列并拥挤而不重叠。细胞呈胶质状"毛玻璃"外观，核边缘染色质深染形成核套。核内可能见到深曙红色包涵体，大小不一，增大而几乎占据整个核。

8. 细胞形态改变与人类乳头状瘤病毒感染有关（图 18）

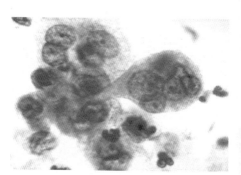

图17　单纯疱疹病毒感染

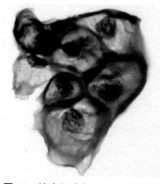

图18　挖空细胞与HPV感染有关

◇ 细胞核稍大，轻度深染，核周有空泡，边缘厚薄不整，散在分布，大小不一。

◇ 可见角化不良细胞单个散在或成堆出现，胞浆红染，胞核稍大，多呈固缩状。

◇ 可见湿疣外底层细胞，核正常或稍大，染色质呈污秽状，核周可见窄空晕。

9. 细胞改变与衣原体感染有关（图 19）

增生性和化生细胞多见。胞浆中可出现多个包涵体而将胞核推向一侧。注意与印戒癌细胞鉴别。

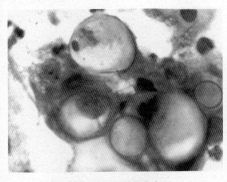

图 19　衣原体感染

10. 反应性改变——炎症（图 20）

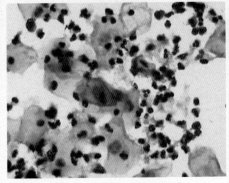

图 20　大量白细胞提示炎症

细胞核增大1~2.5倍，偶见双核或多核。胞核可轻度深染，可见空泡和核周晕，染色质均匀。可见储备细胞增生和化生细胞。

11. 典型组织修复细胞

以核仁明显为特点，细胞片状单层排列，胞核极向一致，可见非病理性核分裂象。

12. 反应性改变——放疗

细胞明显增大，可能奇形怪状。核浆比例无明显失常，胞核增大伴退变，大小不一，可见多核。

13. 反应性改变——IUD（图21）

柱状上皮细胞呈小团分布，背景干净。核浆比例增大，胞核常退变，胞浆内可见大空泡。

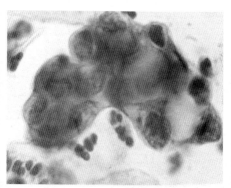

图21　IUD反应性改变涂片

14. 表皮细胞萎缩（图22）

细胞核增大而不深染，常见裸核或核碎裂自溶现象。出现外底层样细胞，类似不全

27

角化细胞。多量炎性渗出物，类似癌性背景，但找不到癌细胞残影。

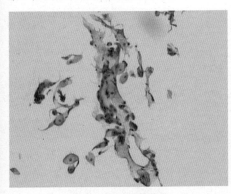

图 22　表皮细胞萎缩

（二）子宫切除术后的腺细胞（图 23）

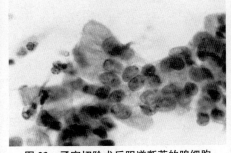

图 23　子宫切除术后阴道断蒂的腺细胞

可见良性表现的腺细胞、杯状细胞或黏液化生细胞，子宫内膜细胞呈圆形或立方形。

（三）其他（子宫内膜细胞出现在 40 岁以后妇女宫颈涂片中）

应具体指定未见鳞状上皮内病变的细胞，可以是子宫内膜上皮和/或间质细胞。

（四）上皮细胞不正常

1. 鳞状上皮

①非典型鳞状细胞——意义不明（ASC-US）（图 24）

核增大为正常中层鳞状细胞核的 2.5～3 倍，核浆比例轻度增大，轻微染色质增多、分布或核形状不规则；非典型角化不良细胞常见；存在于 CIN2 及以上病变中的比例仅 10%～15%。

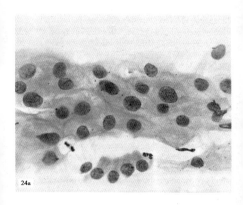

24a

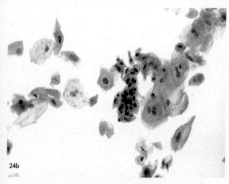

图 24　非典型鳞状细胞（ASC‐US）

②非典型鳞状细胞——不除外高度病变（ASC‐H）（图 25）

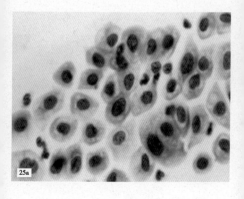

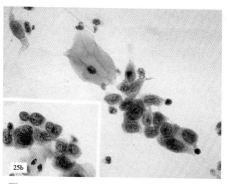

图 25a，25b　ASC‑H，非典型不成熟化生型

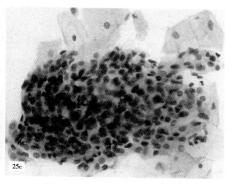

图 25c　ASC‑H，拥挤细胞片

◇ 非典型不成熟化生型

细胞大小与化生细胞一致，但核增大1.5～2.5倍，核浆比例接近 HSIL，核染色增多、染色质和核局部不规则不如 HSIL 明显。与高危 HPVI 感染有关，存在于 CIN2

及以上病变中的比例可达 30%～40%。

◇ 拥挤细胞型

拥挤的细胞片、核极性紊乱或难以辨认，有鳞状分化的特点。

③鳞状上皮内低度病变（LSIL）（图26）

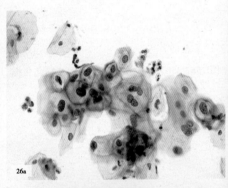

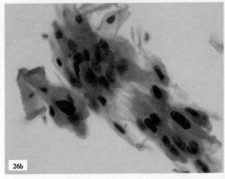

图 26　鳞状上皮内低度病变（LSIL）

细胞单个散在或成片排列，异常改变多限于中、表层鳞状细胞，有丰富的成熟的胞浆和明确的胞界。核增大约为正常中层细胞核的 3 倍，大小和形状可不同，核浆比例增大，可有双核或多核。染色质增多、呈粗颗粒状均匀分布，亦可模糊不清。核仁不存在或不明显。核膜可有轻微不规则，胞浆内可有挖空或有厚的角化。

④鳞状上皮内高度病变（HSIL）（图27）

细胞单个散在或成片或合体状排列，细胞较 LSIL 小而不成熟，大小不同。核增大，与 LSIL 相同或较小，但核浆比例显著增大。染色质明显增多、颗粒或细或粗、均匀分布。核膜十分不规则。当高度病变累及宫颈管腺体时可见核仁。胞浆可不成熟，呈花边状或稀疏或致密化生。

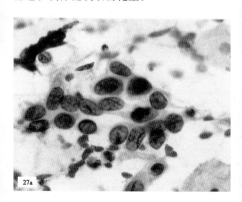

27a

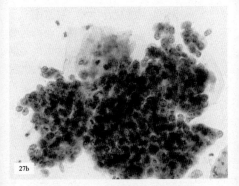

图 27　鳞状上皮内高度病变（HSIL）

⑤鳞状细胞癌（SCC）（图 28）

细胞大小和形态显著不一致，可有明显的核和浆畸形，明显增大的单个或多个核仁。染色质贴边或可有明显的分布不均。背景中常有坏死、出血和癌细胞碎屑。

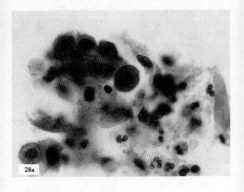

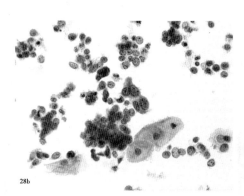

图 28 鳞状细胞癌 (SCC)

2. 腺细胞
①非典型细胞（AGC）（图 29）
◇ 非典型子宫颈管细胞（AGC）

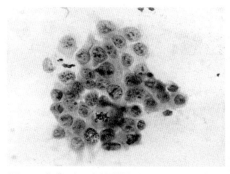

图 29 非典型子宫颈管细胞，无其他具体指定 (AGC - US)

细胞呈片状或条索状排列，有些拥挤、

35

核重叠。核增大至正常子宫颈管细胞核的3～5倍，大小和形状不同，核浆比例增大，染色质轻度增多。核仁可以存在，核分裂象少见。胞浆丰富，胞界常可辨认。

◇ 非典型子宫内膜细胞（AGC）（图30）

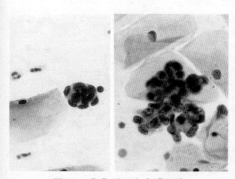

图30　非典型子宫内膜细胞

细胞呈小群出现，每群常5～10个，核较正常子宫内膜细胞增大。染色质轻度增多，可有小核仁。胞浆少，有时有空泡，胞界不清。

②非典型子宫颈管腺细胞倾向瘤变（AGC-H）（图31）

不正常细胞成片或呈条索状排列，核拥挤重叠。可呈玫瑰花样或羽毛状排列。核增大，染色质增多，可见核分裂象。核浆比例增大，胞界可以不清。

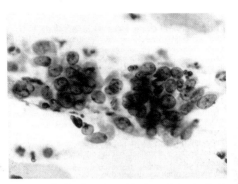

图 31　非典型子宫颈管腺细胞倾向瘤变 (AGC‑H)

③子宫颈管原位腺癌（图 32）

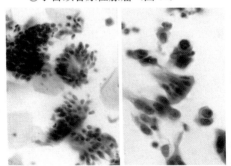

图 32　子宫颈管原位腺癌（AIS）

　　细胞排列呈片状、团块状、条索状和玫瑰花样，核拥挤、重叠，失去蜂窝状排列。一些细胞有明确的柱状表现，有细胞核和胞浆尾从细胞团周围突出，呈现羽毛状的边缘。核增大，大小不一，卵圆形或增长、成层，核浆比例增大。核染色质增多、均匀分布，有特征性的粗颗粒状染色质。核仁常小或不明显，核分裂象和凋亡体常见。胞浆量和细胞内黏液减少。

④腺癌

◇ 子宫颈管腺癌（图33）

细胞单个散在，细胞片或三维细胞团和合体状排列常见，典型的有柱状结构。增大的、多形性的细胞核有不规则的染色质分布，核膜不规则，大核仁可存在，胞浆常有细小空泡，肿瘤背景可见。可同时存在鳞状细胞病变或显示部分鳞化的腺癌的鳞状成分。

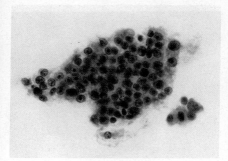

图33　颈管腺癌

◇ 子宫内膜腺癌（图34）

细胞单个散在或呈小的紧密的团。随恶

性程度增加核变得较大、大小不同和极性丧失。染色质增加，分布不均匀。高度恶性肿瘤可见核内透亮区。核仁小或显著，随恶性程度增加核仁变大。胞浆少，胞浆内常有空泡或白细胞。细颗粒状或渗出液样肿瘤背景可以不同程度存在。

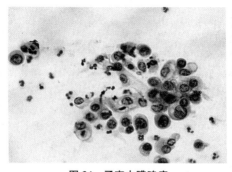

图 34　子宫内膜腺癌

第四章　阴道镜检查

阴道镜于 1925 年由德国学者 Hinselmann 发明，是一种特殊的放大镜（放大5～40 倍），利用强光线穿过上皮数层细胞射入基质，再反射出来形成图像。通过观察图像的颜色、构型、边界、血管、碘着色等特点，可发现特定组织内肉眼看不见的亚临床病变。目前阴道镜检查已成为 CIN、早期宫颈癌、外阴及阴道新生物的重要辅助诊断方法之一。

电子阴道镜（图 35）可连续性放大或缩小图像，即时显像、拍照和打印；可电脑储存，利于前后对比；双向可视，利于患者

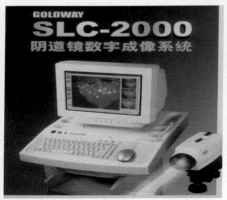

图 35　电子阴道镜

知情，方便教学，也可用于远程会诊等。目前新开发的光电一体阴道镜，立体感与分辨率更胜一筹。

一、FICPC2002 年版新阴道镜术语

（一）正常阴道镜图像（normal colposcopic findings）（图 36）

1. 原始鳞状上皮（original squamous epithelium）

在子宫颈阴道部柱状上皮外，为光滑、粉红色和无特殊形态的上皮。无残余柱状上皮（腺开口或纳氏腺囊肿等）存在。涂醋酸后无反应，碘染色呈阳性。

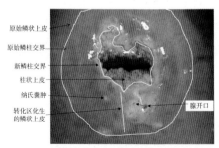

原始鳞状上皮
原始鳞柱交界
新鳞柱交界
柱状上皮
纳氏囊肿
转化区化生的鳞状上皮
腺开口

图 36　正常子宫颈阴道镜图像

2. 柱状上皮（columnar epithelium）

为单层分泌黏液的高柱状上皮，其上端

41

连接子宫内膜，下端达原始鳞状上皮或化生上皮。柱状上皮的表面有高的基质乳头和深的裂隙，表面可见均匀规则由粗到细的树枝状血管。涂醋酸后在阴道镜下显出葡萄串状结构，碘染色呈阴性。柱状上皮可见于子宫颈管内，也可延伸到子宫颈口外甚至穹窿部，后者被称为柱状上皮外移，既往被称为"宫颈糜烂"，是一个不恰当的临床术语，实际上是鳞柱交接部外移形成的宽大转化区及内侧的柱状上皮，属于子宫颈的生理变化。

3. 原始鳞柱交界（original SCJ-OSCJ）

出生时 OSCJ 位于子宫颈外口附近，初潮后雌激素升高，子宫颈增大，柱状上皮外移，在子宫颈外口可看到 OSCJ。

4. 新鳞柱交界（new SCJ-NSCJ）

生育年龄妇女，子宫颈长期在阴道酸性环境作用下，外移的柱状上皮由原始鳞柱交界向子宫颈口方向逐渐被鳞状上皮替代，形成 NSCJ。

5. 转化区（transformation zone，TZ）（图 37）

位于 OSCJ 与 NSCJ 之间，多数在子宫颈外口可见，绝经后雌激素下降，子宫颈萎缩，柱状上皮回缩至子宫颈管内，不易看见。

◇ 转化区内有表现为不同成熟度的化生的鳞状上皮。

◇ 化生的鳞状上皮从 OSCJ 呈指状（或锯齿状）向柱状上皮区延伸形成 NSCJ。

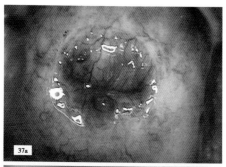

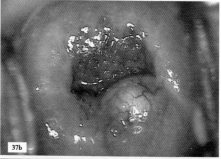

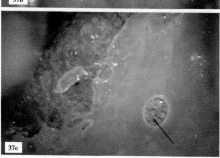

图 37 转化区 a. 转化区上皮内见树枝状和网状血管；b. 纳氏腺囊肿及树枝血管；c. 柱状上皮异位岛。

43

◇ 未成熟的化生上皮较薄，胞浆少，密度较大，缺乏分层，毛细血管丰富、形态规则，呈树枝状和均匀网状。涂醋酸后血管收缩，可呈菲薄的雪白色，但持续时间短暂。

◇ 该区内可见大小不等针眼状凹陷的腺开口，涂醋酸后外周细白，圈内粉红，有时可见蛋清样黏液从内向外溢出。

◇ 若腺开口被化生上皮遮盖，分泌物排不出去，则形成勃特那潴留囊肿，表面光滑，可见被推出的基质深部的树枝状血管。

◇ 正常转化区内当化生不完善时，可遗留一些柱状上皮小岛。碘着色因不同成熟程度而深浅不一。

◇ 转化区类型（图 38）

● Ⅰ型转化区：转化区完全位于子宫颈口外且全部可见，面积可大可小。

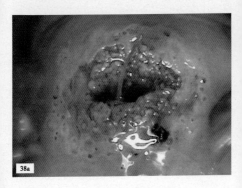

38a

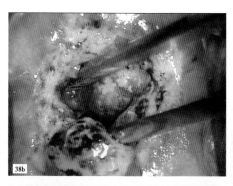

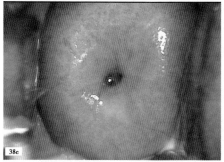

图 38　转化区的型别　a. Ⅰ型转化区；b. Ⅱ型转化区；c. Ⅲ型转化区。

●Ⅱ型转化区：转化区部分位于子宫颈口内，借助工具可看见上界。

●Ⅲ型转化区：转化区位于子宫颈口内，阴道镜检查不满意。

（二）异常阴道镜图像（abnormal colposcopic findings）

1. 醋白上皮（aceto‐white epithelium）（图 39，图 40）

醋酸使正常血管收缩，使上皮细胞暂时脱水、细胞核蛋白凝固；异常上皮细胞核密度高，涂醋酸后细胞核密度增加更明显，妨碍光线传导，即可出现灶性不透亮的白色上

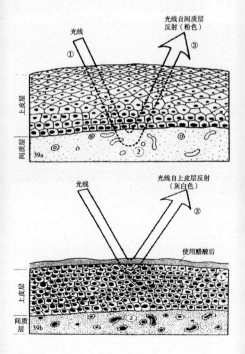

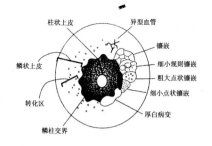

图中标注：
柱状上皮
异型血管
镶嵌
细小规则镶嵌
粗大点状镶嵌
细小点状镶嵌
厚白病变
鳞柱交界
鳞状上皮
转化区

图 39　阴道镜成像示意图　a. 光线穿透正常上皮，反射正常基质的粉红色；b. 光线穿不透异常上皮，呈现不透光的白色上皮；c. 转化区可能出现的各种异常图像。

皮异常图像。醋白上皮多与 CIN 或 HPV 感染相关，其白色程度与 CIN 病变程度呈正相关。

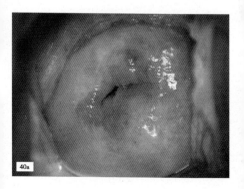

40a

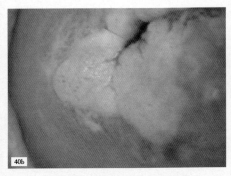

图 40 子宫颈涂醋酸前后的图像对照 a. 涂醋酸前图像；b. 涂醋酸后异常上皮呈现致密浓厚不透光的白色上皮。

◇ 平滑淡薄醋白上皮 (flat aceto-white epithelium)：平滑、淡薄的醋白上皮，来去匆匆、边界模糊不清、远离子宫颈口，表示不成熟化生或 HPVI 或 LSIL（图 41a）。

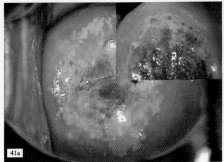

图 41a 醋白上皮 平滑淡薄白色，远离子宫颈口、边界不清。

◇ 致密浓厚醋白上皮（dense aceto-white epithelium）：致密浓厚的醋白上皮，粗糙、隆起、污浊、边界清晰、接近宫颈口，提示 HSIL；醋白上皮持续时间越长、越浓厚提示病变越严重（图 41b）。柱状上皮区出现凝重白色上皮，提示腺上皮病变（图 41c）。

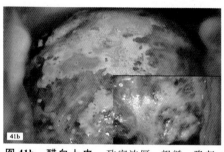

图 41b　醋白上皮　致密浓厚，粗糙、隆起、污浊。

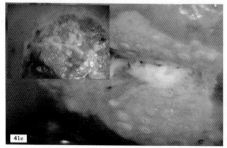

图 41c　醋白上皮　白色柱状上皮，白色腺开口及白色腺体。

2. 镶嵌（mosaic）（图 42）

红色血管将隆起的醋白上皮分割成大小不等、形态不规则的小块或镶嵌状的图案。

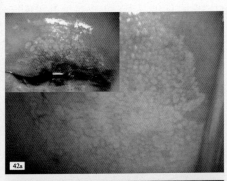

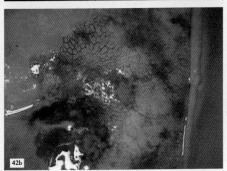

图 42 镶嵌 a. 细小均匀的镶嵌；b. 粗大不均的镶嵌。

◇ 细小均匀镶嵌（fine mosaic）：血管与上皮处于同一平面，由细小点状血管组成，排列较均匀，基底为淡薄平滑的白色上皮，提示 LSIL。

◇ 粗大不均镶嵌（coarse mosaic）：血管粗大变形，间距增大，基底深红，上皮厚白凸出于表面，边界清楚，常与粗点状血管同时存在，提示 HSIL。

3. 点状血管（图 43）

由终末毛细血管扩张或扭曲至上皮表面而构成。

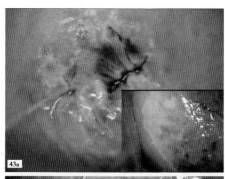

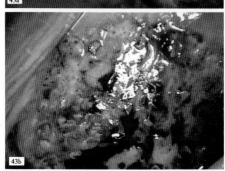

图 43 点状血管 a. 细小均匀的点状血管；b. 粗大不均的点状血管。

51

◇ 细小均匀点状血管（fine punctation）：细点状血管如针尖大小的红色小点出现在淡薄平滑的白色基底上。往往呈局灶性、分布较密集且均匀，似细雨，多提示LSIL或化生。

◇ 粗大不均点状血管（coarse punctation）：粗点状血管呈粗大的点状或逗点状，似绒球或雀巢，间距增宽且不均，基底厚白、粗糙，易出血，提示HSIL。

4. 异型血管（atypical vessels）（图44）

血管口径大小、形态及排列极不规则，在不同平面走行，奇形怪状，既不像点状，也不像镶嵌，更不像正常的树枝样或毛细血管。表现为僵直无分枝，突然间断，或像发卡状、螺旋状、柳枝状、卷须状、树根状等。基质背景多为粗糙浓厚的白色上皮，或灰白色粗糙隆起，或上皮脱失、基质裸露，可伴有出血，提示HSIL或早期浸润癌。

异型血管种类

团状、发卡样血管（AV-1） | 螺旋血管（AV-2） | 螺旋状血管（AV-3） | 卷须状血管（AV-4）

发线头样血管（AV-5） | 柳树枝样血管（AV-6） | 树根状血管（AV-7）

44a

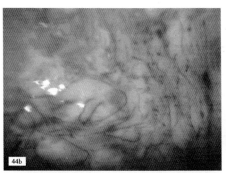

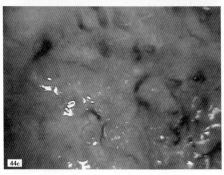

图 44　异型血管　a. 异型血管种类示意图；b. 柳枝样、废线头样等异型血管；c. 僵直、突然中断、树根状异型血管。

5. 碘试验（iodine test）（图 45）

◇ 碘着色阳性（iodine positivity）：宫颈上皮涂卢戈碘溶液后，碘化钾使成熟鳞状上皮内糖原呈深褐色，称为碘着色阳性。

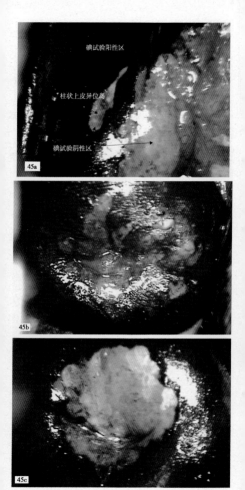

图 45　碘试验　a. 碘试验；b. 碘试验呈龟壳状不均；c. 碘试验呈芥末黄。

54

◇ 碘着色阴性（iodine negativity）：柱状上皮、未成熟的化生上皮、棘上皮、角化上皮、萎缩上皮及 CIN 上皮不含糖原，涂碘液后均不着色，呈淡黄色或芥末黄色，均称为碘着色阴性。

◇ 碘试验可充分显示成熟的鳞状上皮的边界，但不能显示碘着色阴性区上皮的性质。

◇ 轻微醋白上皮伴斑点状碘着色，提示 LSIL 或不成熟化生。

◇ 浓厚醋白上皮碘试验出现芥末黄色，提示 HSIL。

（三）阴道镜检查不满意图像（unsatisfactory colposcopy）

◇ 鳞柱交界看不见（SCJ not visible）：可发生在萎缩、严重感染、创伤或病变深入子宫颈管内时，影响阴道镜充分评估（图 35c，Ⅲ型转化区）。

◇ 子宫颈无法暴露：偶见于阴道极度粘连、狭窄患者，无法暴露宫颈。

（四）各种混杂所见（miscellaneous findings）

◇ 角化、白斑（keratosis）（图 46）：涂醋酸前即可看见的白色上皮。

◇ 感染（inflammation）（图 47）：上皮充血水肿，常见出血点，滴虫性感染呈草莓状。

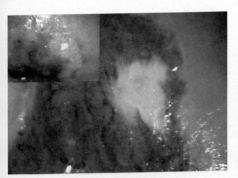

图 46　子宫颈白斑

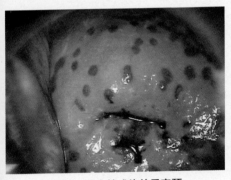

图 47　滴虫性感染的子宫颈

◇ 萎缩（atrophy）（图 48）：因雌激素缺乏致上皮菲薄，转化区萎缩呈Ⅲ型。碘着色浅而不均。

◇ 糜烂（erosion）（图 49）：即真性糜烂，上皮脱失、溃烂、坏死伴感染，应警惕浸润癌。

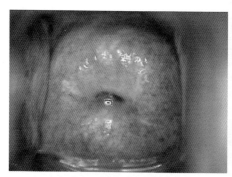

图 48　萎缩的子宫颈

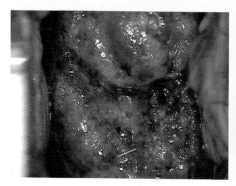

图 49　子宫颈溃烂

◇ 息肉（polyps）（图 50）

◇ 子宫内膜异位病灶（endometriosis）（图 51）：宫颈上皮内黑紫色斑点，多发生在子宫颈手术后。

◇ 湿疣（condyloma）（图 52）：多为 HPV 感染，可伴有 CIN。

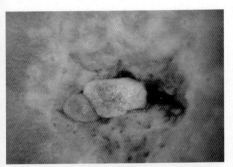

图 50　宫颈息肉

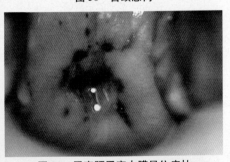

图 51　子宫颈子宫内膜异位病灶

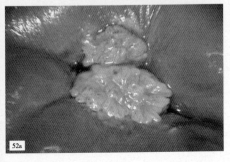

58

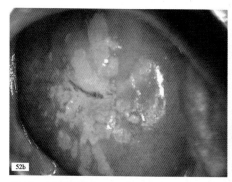

图 52 子宫颈湿疣 a. 外生型湿疣（HPVI 临床型）；b. 扁平湿疣（HPVI 亚临床型—SPI）。

● HPV 感染临床型：

即外生型湿疣，肉眼即可见，呈乳头状、菜花状、鸡冠状、桑葚状或簇状分布。可位于外阴、阴道或宫颈。阴道镜下表现为浓厚醋白上皮，轮廓不规则，呈乳头分叶结构。可见粗大发卡样血管及中央毛细血管排列均匀、规则。涂醋酸后乳头明显竖立、发白，可有细点状、镶嵌状血管分布，碘不着色。个别可发展为疣状癌，应活检确诊。

● HPV 感染亚临床型（SPI）：

即扁平湿疣，肉眼不能识别，多由阴道镜检查诊断，常与 CIN 共存。涂醋酸后上皮发白，可淡薄平滑，也可半透明或混浊，呈不规则斑块或卫星状排列。

二、CIN 的阴道镜诊断

1. 阴道镜图像提示化生上皮（图 53）
◇ 平滑表面伴有细小、均匀的血管。
◇ 轻微醋白变化，淡薄平滑、来去匆匆。

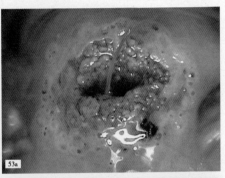

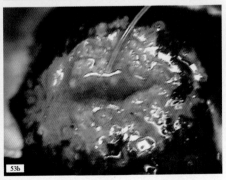

图 53　子宫颈上皮化生　a. 平滑淡薄醋白上皮，边界模糊；b. 碘着色呈龟壳状不均。

◇ 碘着色阴性或部分碘着色阳性，呈花斑状或龟壳状。

2. 阴道镜图像提示 LSIL（图 54）

◇ 表面平滑，边界不整齐。

◇ 醋白上皮淡薄、边界不清晰、放射状远离子宫颈口、出现缓慢、消失较快。

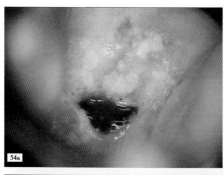

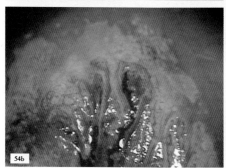

图 54 LSIL 图像 a. 平滑淡薄醋白上皮，卫星状分布；b. 可伴有细小均匀镶嵌和/或点状血管，远离子宫颈口。

◇ 碘着色浅或着色不均，呈斑点状或龟壳状。

◇ 细小均匀的点状血管和/或镶嵌。

3. 阴道镜图像提示 HSIL（图 55）

◇ 表面不平滑，边界清晰、锐利。

◇ 浓厚致密粗糙醋白上皮，似牡蛎色，接近子宫颈口，出现早，消失慢。

◇ 粗大不均的点状血管和/或镶嵌，间距宽而不均。

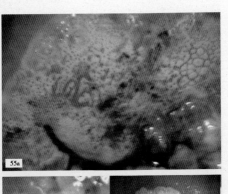

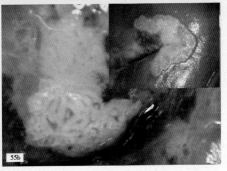

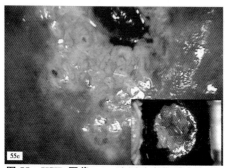

图 55　HSIL 图像　a. 浓厚致密的醋白上皮，可伴粗大不均的镶嵌和/或点状血管；b. 白色上皮粗糙，边界清，脑回样隆起；c. 碘试验呈芥末黄。

◇ 柱状上皮区域出现浓厚的醋白上皮，提示腺上皮病变。

◇ 碘着色阴性，在厚白上皮呈现芥末黄。

4. 阴道镜图像提示早期浸润癌（图 56）

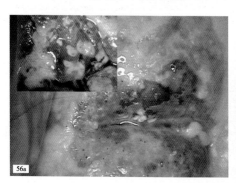

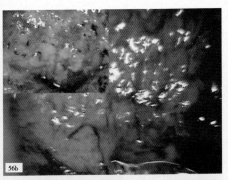

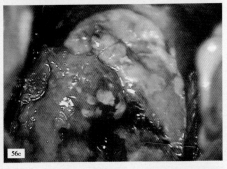

图 56　可疑早期浸润癌　a. 浓厚致密污浊的醋白上皮或上皮脱失，基质裸露；b. 可见发卡样、柳枝样等异形血管；c. 碘试验呈芥末黄。

◇ 表面不规则、糜烂、溃疡、脑回样。
◇ 浓厚致密醋白上皮、污浊或熟肉色。
◇ 宽大不规则的点状血管和镶嵌。
◇ 可见异型血管。

5. 阴道镜图像提示宫颈腺上皮病变
（图57）

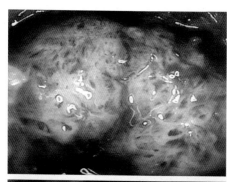

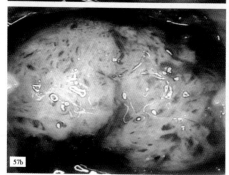

图57 宫颈腺癌 a.涂醋酸前 b.涂醋酸后

◇ 柱状上皮呈现致密醋白、隆起、不规则增大或融合绒毛成乳头状。

◇ 粗大、僵直、根茎样不规则异型血管。

◇ 白色腺开口或白色腺体异常增多。

◇ 网状结构伴大量黏液分泌。

6. 妊娠期阴道镜特点

◇ 妊娠期子宫颈黏液增多、黏稠；血流增多致黏膜呈紫色；宫颈管，黏膜外翻增生呈蜂巢状，柱状上皮绒毛增大。子宫颈间质蜕膜反应（图 58）。阴道壁松弛，子宫颈不易暴露。

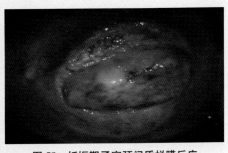

图 58　妊娠期子宫颈间质蜕膜反应

◇ 妊娠期阴道镜图像有些"夸张"，应避免不必要的过度检查及处理。

◇ 妊娠期的阴道镜检查应由经验丰富的阴道镜专业医生完成。

◇ 妊娠期阴道镜检查的目的主要是为了除外宫颈浸润癌。

7. 阴道镜图像 Reid 分级

Reid（1990）将阴道镜图像的四种特征按其轻重特点给予评分，使评估量化，有报道称可使阴道镜拟诊与病理学诊断更接近（>95%）。

Reid 阴道镜评分系统 (RCI)

图像表现	0 分	1 分	2 分
边界	呈湿疣样或微小乳头样,醋白上皮边界模糊,呈云雾状或羽毛状,角化样,有锯齿样、地图状病变,常分布于带行带外。	病变区轮廓光滑,直而规整,边缘锐利	边缘呈卷曲状,病变区有上皮脱失,有混乱性病变
颜色	明亮的雪白或半透明或模糊,醋白为一过性	明亮,白色程度较差,浓灰或同断白	污浊,呈牡蛎灰色,持久,稠密的灰白
血管	无异常或细点状或细镶嵌、管径细、间距狭、管径均匀	未见血管或表面扩张、间距加宽	粗大点状血管或粗镶嵌,有异型血管
碘试验	阴性,或呈赤棕色,当评分为 2/6 而碘着色阴性,即使芥末黄,即使芥末黄亦视为低级病变	部分碘着色呈斑点状龟壳样	芥末黄,当评分为 3/6 而碘着色阴性时,应视为高度病变

● 0～2 分＝HPV 或 CIN1　3～5 分＝CIN1 或 CIN2　6～8 分＝CIN2 或 CIN3

● 建议调整：0～3 分＝CIN1，4～5 分＝CIN2，6～8 分＝CIN3

三、阴道镜检查操作方法

（一）阴道镜检查前的准备

◇ 各种报告单（病理申请单）、登记本、手套、窥器、病理标本瓶等。

◇ 生理盐水、5%醋酸、5%复方碘溶液、聚维酮碘（碘伏）消毒液、止血制剂等。

◇ 消毒器械：窥器、长镊子、宫口扩张器、宫颈钳、活体钳、刮勺、弯盘、棉球、棉签、纱布、带尾线的纱布等（图 59）。

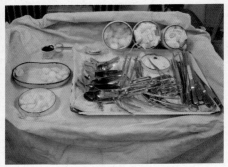

图 59　阴道镜检查器材台

◇ 复习患者病历资料，确认阴道镜检查的适应证，排除禁忌证，向患者宣教。

（二）检查程序

◇ 放置窥器，轻柔、充分暴露子宫颈。用生理盐水棉球擦净子宫颈/阴道的分泌物。

◇ 肉眼观察子宫颈的形态、颜色、血管，有无白斑、赘生物等。必要时可用绿光观察血管。

◇ 涂5%醋酸1分钟，调节焦距，放大6～15倍，观察3～5分钟。必要时可重复涂醋酸观察。

◇ 识别：OSCJ、NSCJ、TZ 及型别，360°范围内观察子宫颈上皮，包括阴道穹窿。

◇ 动态观察：CIN 细胞核含有较多核蛋白，用醋酸后蛋白凝固影响透光，出现"醋白反应"。观察有无醋白上皮及显现和消退时间、部位、范围、厚薄、边界、色泽、有无点状、镶嵌及异型血管等。高级别病变白色上皮出现速度慢，持续时间长，消退缓慢。低级别病变白色上皮来去匆匆。

◇ 复方碘试验：观察碘着色否、着色深浅，不着色面积、分布，有无芥末黄等，以指导活检或切除。正常/成熟分化的鳞状上皮细胞浆内富含糖原，可被复方碘溶液染成褐色或黑色。鳞状上皮分化异常时缺乏糖原，碘不着色，称为碘试验阴性。

◇ 评估及诊断：评估阴道镜检查满意

否、图像正常否、病变级别（LSIL、HSIL、可疑早期浸润癌、腺上皮异常等）。

◇ 活检送病理：在可疑病变部位取活检组织送病理检查。酌情多点取活检（PB）、必要时诊刮子宫颈管（ECC）或 LEEP。然后向阴道内填塞尾纱，充分止血，嘱患者次日取出。填写病理申请单，将标本分别装入标本瓶，分别标记位点后送病理科（图 60）。

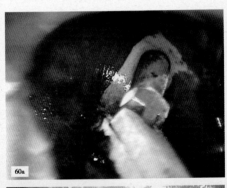

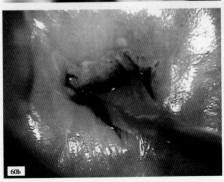

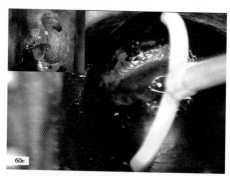

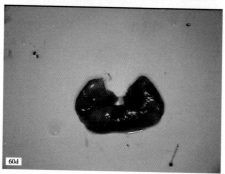

图60 活检提供可靠标本送病理科 a. 点状活检；b. 诊刮子宫颈管；c. 环切或片切活检；d. 标本标记位点。

◇ 子宫颈管诊刮适应证：细胞学 ASC 或 LSIL 的非孕妇、阴道镜不满意者。对细胞学 ASC‐H、HSIL、AGC 或 AIS 系列，应常规诊刮子宫颈管，拟行诊断性切除者除外。

（三）阴道镜检查图文报告要求

◇ 填写受检者姓名、年龄、病史、阴道镜检查适应证等。

◇ 记录阴道镜检查满意否（TZ类型）。

◇ 描述有无醋白上皮及其特征：在TZ的部位、范围、厚薄、边界，有无点状、镶嵌及异型血管，碘试验着色情况等。

初步诊断：如"未见明显异常、化生上皮、LSIL、HSIL、可疑早期浸润癌、腺上皮异常、颈管内病变、其他炎症、息肉"等。

四、阴道镜检查目的及适应证

（一）阴道镜检查目的

◇ 检查子宫颈及下生殖道，以发现肉眼看不见的亚临床病变。

◇ 重点检查子宫颈移行带，确定可疑的病变部位并评估其严重程度。

◇ 指导活检/ECC，提供代表性病变样本进行组织学检查。

◇ 结合细胞学、阴道镜和病理诊断对患者做出处理。

（二）阴道镜检查适应证

◇ 子宫颈细胞学检查异常。

◇ HPV16、18亚型阳性或HPV其他高危亚型持续阳性。

◇ 裸眼观察子宫颈形态异常或触诊可疑病变。

◇ 裸眼醋酸试验或复方碘染色（VIA/VILI）异常。

◇ 有性交出血、异常排液等异常表现。

◇ 随访、追踪子宫颈病变治疗效果。

◇ 外阴、阴道疾病、特定人群等。

五、阴道镜诊断的局限性

◇ 不能看到宫颈管内的病变及间质有无浸润。

◇ 对阴道镜图像的理解、评价存在主观性，影响诊断和处理患者。

◇ 需要培养有素的操作医师并配备良好的阴道镜。

六、三阶梯诊断病例图像简介（图 61～图 74）

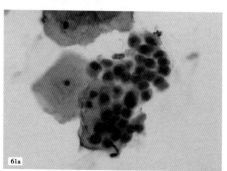

61a

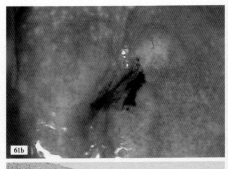

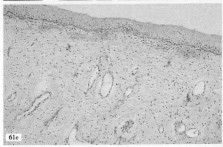

图 61 例 1 钟某 a. 细胞学 LSIL；b. 阴道镜拟诊宫颈炎，SPI；c. 病理为慢性宫颈炎，SPI。

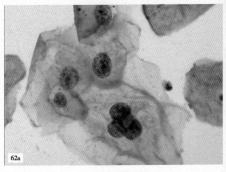

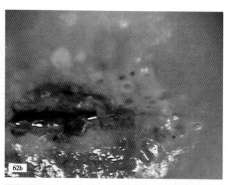

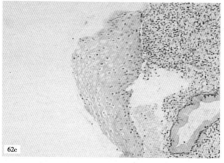

图62 例2 王某 a. 细胞学 LSIL; b. 阴道镜拟诊宫颈炎, SPI; c. 病理为慢性宫颈炎、CIN1、HPVI。

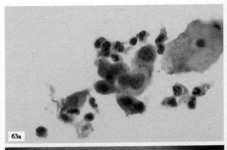

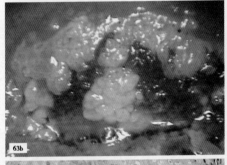

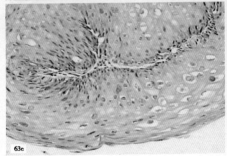

图63 例3 杨某 a. 细胞学 HSIL；b. 阴道镜拟诊湿疣，CIN1；c. 病理为尖锐湿疣、局灶 CIN1。

76

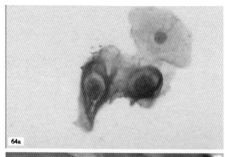

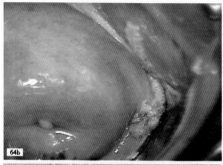

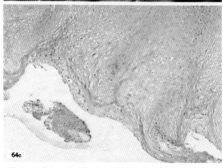

图 64 例 4 张某 a. 细胞学 LSIL，HPVI；
b. 阴道镜拟诊尖锐湿疣；c. 病理为尖锐湿疣、
CIN1、HPVI。

77

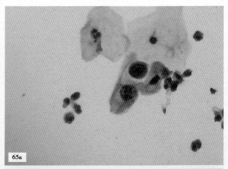

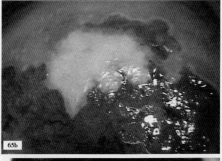

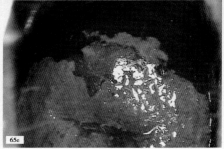

图 65 例 5 汪某 a. 细胞学 HSIL；b. 阴道镜拟诊宫颈白斑，角化；c. 病理为 CINⅡ、HPVI。

78

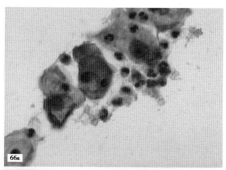

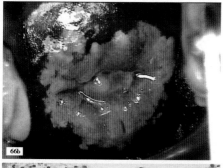

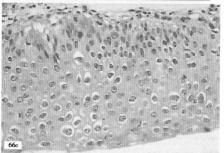

图 66　例 6 冉某　a. 细胞学 LSIL；b. 阴道镜拟诊 HSIL；c. 病理为 CINI-Ⅱ，HPVI。

79

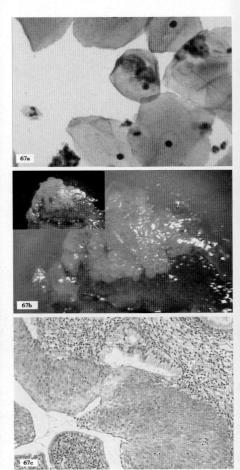

图 67　例 7 李某　a. 细胞学 LSIL；b. 阴道镜拟诊 HSIL、HPVI；c. 病理为 CIN Ⅱ-Ⅲ、累及腺体、HPVI。

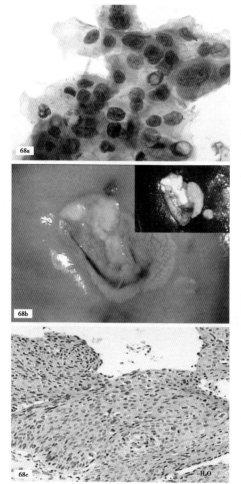

图 68 例 8 尹某 a. 细胞学 HSIL；b. 阴道镜拟诊 HSIL；c. 病理为 CIN Ⅲ。

81

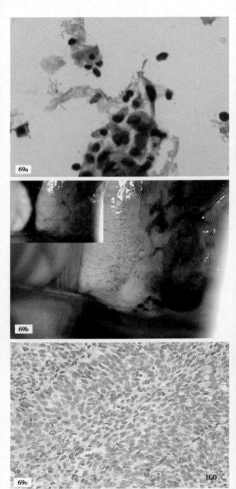

图 69　例 9 樊某　a. 细胞学 HSIL；b. 阴道镜拟诊 HSIL；c. 病理为原位癌。

82

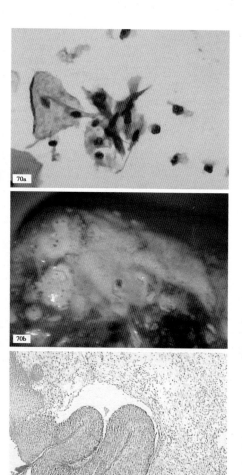

图 70 例 10 郭某 a. 细胞学 HSIL；b. 阴道镜拟诊 HSIL；c. 病理为早期浸润鳞癌。

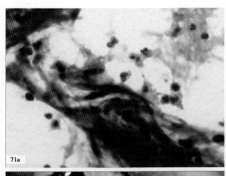

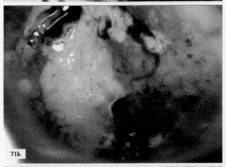

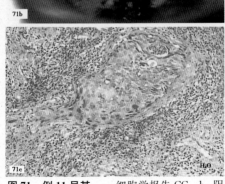

图 71 例 11 吴某　a. 细胞学报告 CC；b. 阴道镜拟诊宫颈癌；c. 病理为中分化鳞癌。

84

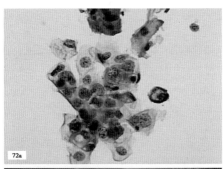

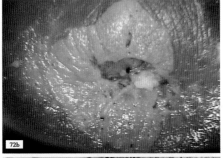

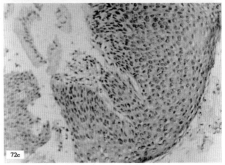

图 72　例 12 李某，孕 20 周　a. 细胞学 HSIL；
b. 阴道镜拟诊 CIN3；C. 病理为 CIN3。

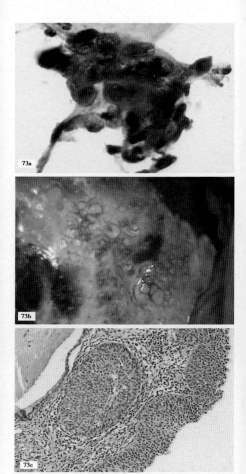

图 73 例 13 杨某，31 岁，孕 16 周　a. 细胞学 HSIL，不除外 SCC；b. 阴道镜拟诊 HSIL；c. 病理为 CIS 累及腺体。

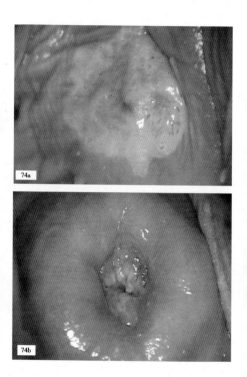

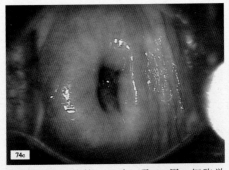

图 74　例 14 韩某，39 岁，孕 13 周，细胞学 HSIL，阴道镜诊断 HSIL，活检病理为 CIN3，足月产后 9 周复查细胞学和阴道镜及活检病理同产前。产后 10 周行 LEEP 治疗，病理仍为 CIN3，边缘阴性。此后 6 个月及 12 个月复查细胞学均为良性反应　a. 产前阴道镜图像；b. 产后 12 个月 LEEP 治疗后子宫颈管黏膜增生，活检病理为宫颈炎、不成熟化生；c. 产后 13 个月子宫颈微波治疗后半年的图像。

第五章 子宫颈细胞学异常的管理

一、ASC 的管理

◇ ASC 是所有子宫颈细胞学分类中可重复性最差的一类。

◇ ASC 中出现浸润癌的概率很低（为 0.1%～0.2%）。

◇ ASC-H 中出现 CIN2、CIN3 的概率比 ASC-US 高，两者不可等同处理，应将前者看做是不明确的 HSIL。

（一）ASC-US 的管理

1. 对于年龄＞20 岁的 ASC-US 女性，以下三种方法均安全有效

◇ 高危亚型 HPV 检测和分流。

◇ 间隔 6 个月复查 TCT 连续 2 次。

◇ 单独进行阴道镜检查。

2. 青春期女性 ASC-US 的处理

◇ 推荐每年做 TCT 检查。

◇ 在 12 个月复查时 TCT≥HSIL 或在 24 个月复查时 TCT≥ASC-US，才适合做阴道镜检查。

◇ 对于 ASC-US 的青春期女性，不建议常规行 HPV 检测和阴道镜检测。如果已

经进行了 HPV 检测，其结果不影响管理。

3. 妊娠期妇女 ASC-US 的处理

◇ ASC - US 孕妇的宫颈癌风险较低，不主张常规行产前阴道镜检查。

（二）ASC-H 的管理

◇ 推荐行阴道镜检查和子宫颈多点活检。

◇ 若阴道镜检查和活检均未发现 CIN2、CIN3 者，在 12 个月时检测高危 HPV 或 6 个月和 12 个月时复查 TCT。

◇ 若随后的 HPV 高危亚型阳性或 TCT≥ASC - US，应再次行阴道镜检查。

◇ 若 HPV 阴性或连续 2 次 TCT 阴性，返回行常规子宫颈细胞学筛查。

二、LSIL 的管理

◇ 筛查中 LSIL 的平均检出率是 2.9%。

◇ LSIL 中高危亚型 HPV 阳性率为 76.8%。

◇ LSIL 中阴道镜发现 CIN2、CIN3 的概率为 12%～16%。

（一）普通人群 LSIL 的管理方案

◇ 推荐阴道镜检查和多点活检。

◇ 对阴道镜检查不满意或未发现病变者，应诊刮子宫颈管。

◇ 若阴道镜检查满意且发现病变，诊刮子宫颈管可接受。

◇ 若阴道镜检查和活检均未发现 CIN2、CIN3，应 12 个月时检测 HPV，或 6 个月时和 12 个月时复查 TCT。

◇ 随访中若 HPV 高危亚型阴性或 2 次 TCT 未见异常，返回常规筛查。

◇ 随访中若 HPV 高危亚型阳性或 TCT≥ASC-US，应再次行阴道镜检查。

◇ 对 LSIL 的治疗，缺乏组织学证据的诊断性切除或消融治疗均是不可接受的。

（二）青春期女性 LSIL 的管理方案

◇ 推荐每年 TCT 随访。

◇ 在 12 个月复查时若 TCT≥LSIL，应行阴道镜检查。

◇ 在 24 个月复查时若 TCT≥ASC-US，应行阴道镜检查。

◇ 对 LSIL 的青春期女性进行 HPV 检测不可取，如果已经进行了检测，其结果不影响管理。

（三）绝经期女性 LSIL 的管理方案

◇ 建议行 HPV 高危亚型检测和分流处理。

◇ 6 个月和 12 个月时复查 TCT 型和阴

道镜。

◇ 若 HPV 高危亚型阴性或阴道镜未发现 CIN，12 个月时复查 TCT。

◇ 若 HPV 高危亚型阳性或 TCT≥ASC-US 时，应行阴道镜检查。

◇ 若 HPV 高危亚型阴性或 2 次 TCT 未见异常，返回常规筛查。

（四）妊娠期女性 LSIL 的管理方案

◇ 对 TCT 为 LSIL 的非青春期孕妇，推荐行阴道镜检查。

◇ 也可推迟至产后 6～8 周行阴道镜检查。

◇ 对细胞学、组织学或阴道镜未发现可疑≥CIN2 者，推荐产后复查。

◇ 妊娠期禁忌子宫颈管搔刮。也不应进行额外的阴道镜和细胞学检查。

三、HSIL 的管理

◇ 筛查中 HSIL 平均检出率为 0.7%，随年龄增长检出率减少。

◇ HSIL 中阴道镜检查发现≥CIN2 的病变占 53%～56%，大约 2% 的 HSIL 是浸润型宫颈癌。

◇ HPV 感染率高。

◇ HSIL 中检出≥CIN2 的风险高，应尽快行阴道镜检查。复查 TCT 或 HPV 高危亚型检测分流均是不可接受的。

◇ 阴道镜检查和活检没有检出 CIN2、CIN3 者，并不意味不存在 CIN2、CIN3，可能存在大量漏诊。

◇ "即诊断即治疗" 的管理方案（LEEP 作为主要初始评估手段），可能存在治疗过度或治疗不足的潜在风险。

（一）普通人群 HSIL 的管理

◇ 立即行 LEEP 术或阴道镜检查加子宫颈管诊刮均可接受。

◇ 组织学未发现 CIN2、CIN3 时，阴道镜检查满意且子宫颈管样本阴性者，诊断性切除或一年内每 6 个月行阴道镜检查和 TCT 复查。

◇ 对 6 个月或 12 个月 TCT 为 HSIL 者，推荐诊断性切除。

◇ 连续 2 次 TCT 未见异常者，返回常规 TCT 筛查。

◇ 对阴道镜检查结果不满意者，推荐诊断性切除。

◇ 组织学诊断为 CIN2、CIN3 者应根据 CIN 指南处理。

（二）青春期女性 HSIL 的管理

◇ 推荐行阴道镜检查。

◇ 立即 LEEP 切除（如即见即治）不可

接受。

◇ 组织学未发现 CIN2、CIN3，阴道镜检查满意且子宫颈管样本阴性者，每 6 个月行阴道镜检查和 TCT 复查，观察 24 个月。

◇ 如随访发现高级别阴道镜病变或 HSIL 细胞学持续一年，应行子宫颈病灶活检。

◇ 若组织学为 CIN2、CIN3，根据 CIN 指南处理。

◇ 若细胞学 HSIL 持续 24 个月但未发现组织学 CIN2、CIN3，推荐诊断性切除。

◇ 连续 2 次 TCT 未见异常，阴道镜未见高级别异常者，返回常规 TCT 筛查。

◇ 若阴道镜检查结果不满意或子宫颈管发现任何级别的 CIN 时，推荐诊断性宫颈锥切术。

（三）妊娠期女性 HSIL 的管理

◇ 推荐选择有经验的医生进行阴道镜检查。

◇ 疑为 CIN2、CIN3 或癌变者行病灶活检；其他病变的活检也可接受。

◇ 禁忌子宫颈管诊刮。

◇ 除非细胞学、阴道镜或活检高度疑似浸润癌，常规诊断性锥形切除不可接受。

◇ 未诊断为 CIN2、CIN3 者，推荐产后 6～8 周复查 TCT 和阴道镜。

四、AGC 的管理

◇ 筛查中 AGC 平均检出率不高（0.4%），通常为良性状态，但与潜在瘤变有高度关联。9%～38%存在高级别瘤样变，3%～17%有浸润癌。35 岁以上者恶性病变发生率较高。

◇ AGC 与多种腺样瘤变有关，但 CIN 仍为最常见病变。

◇ 妊娠不改变 AGC 和瘤变间的潜在相关性。

◇ 单独 HPV 高危亚型检测或复查 TCT 无意义，不可取。

◇ 初始的评估应包括多种方法：HPV 高危亚型检测、阴道镜、子宫颈管诊刮和活检。

◇ 对于 AGC‐H、AIS 或重复性 AGC 者，即使初始评估阴性，也建议行宫颈诊断性锥切。

◇ 绝经妇女呈现良性子宫内膜细胞时，常伴有子宫内膜病理变化，应进一步评估。

◇ 绝经前或子宫切除后出现良性子宫内膜细胞者，若无症状则无临床意义。

（一）AGC 的初筛管理

◇ 对于 AGC 和 AIS 者，推荐行阴道镜检查并诊刮子宫颈管。

◇ 35 岁以上 AGC 和 AIS 者，子宫内膜采样联合阴道镜检查和诊刮子宫颈管。

◇ 35 岁以下 AGC 和 AIS 者，有不明原因阴道出血或无排卵功血时，也推荐子宫内膜采样。

◇ 对于非典型子宫内膜细胞者，首选子宫内膜和子宫颈管采样。阴道镜检查可作为初始评估，也可在除外子宫内膜病变后进行。

◇ 对于非典型子宫颈管腺细胞、非典型子宫内膜细胞或非典型腺细胞意义不明确者（AGC-NOS），最好在行阴道镜检查同时进行 HPV 检测。

◇ 对于 AGC 和 AIS 者，单独复查 TCT 和 HPV 高危亚型检测作为分流均是不可接受的。

（二）AGC 后续评估或随访

◇ 对于已知 HPV 状态的非典型子宫颈管、子宫内膜细胞或腺细胞者，若组织学未发现 CIN 或腺细胞瘤变，管理方案如下：

● 若此前 HPV 阳性，6 个月后复查 HPV；若此前 HPV 高危亚型阴性，12 个月后复查 HPV。

● 若复查 HPV 阳性或 TCT≥ASC-US 者，应行阴道镜检查。

● 细胞学复查应每 6 个月一次，连续 4 次未见异常时，可返回常规筛查。

◇ 对于非典型子宫颈管腺细胞、子宫内膜细胞或 AGC 患者，若初始组织学发现 CIN，而不是腺体瘤变，按 CIN 管理指南处理。

◇ 对于 AGC、AGC - H、AIS 者，若初始阴道镜检查未发现浸润性病变，推荐行诊断性宫颈锥切术的同时颈管采样。

（三）特殊人群 AGC 的管理

◇ 对妊娠期女性禁忌子宫颈管诊刮和子宫内膜活检，其余同非妊娠期。

◇ 绝经前妇女发现良性子宫内膜细胞者，不需进一步评估；绝经后者无论是否有症状，推荐对子宫内膜进行评估。

◇ 子宫切除后发现良性腺细胞者，不必进一步评估。

第六章　CIN 和 AIS 的处理

一、CIN 的转归及处理原则

◇ CIN 是一组不稳定的癌前病变，有双相发展的趋势：级别越高，自然消退概率越低，发展为浸润癌的概率越高，进展速度越快。其概率各家报道不一，如下：

CIN 类别	逆转	持续	进展	进展为癌	时间(年)
CIN1	36.3%~62%	22%	16%~40.6%	6%~15%	6~10
CIN2	11.7%~54%	16%	30%~60.6%	13%~30%	3
CIN3				29%~45%	1

◇ 多数人认为 CIN 进展为宫颈浸润癌的平均时间为 10～15 年。

◇ CIN 的治疗原则是破坏转化区和部分宫颈管组织。

◇ 治疗方法包括①破坏子宫颈表面组织的消融治疗（冷冻、激光消融、电灼和电凝等）；②切除子宫颈组织（LEEP、LEEP 锥切、冷刀锥切、激光锥切和电针锥切等）。

◇ 对于 CIN，目前还没有可接受的非外科治疗方法。

二、组织学 CIN1 的处理

◇ CIN1 组织学诊断的可重复性较差，在 24 个月内进展为 CIN2、CIN3 的风险分别为 13％和 12％，约 57％的 CIN1 病变可自然消退。

◇ CIN1 中高危 HPV 感染的高危亚型分布与 CIN2、CIN3 不同，而且还与非高危 HPV 亚型感染相关。

◇ 细胞学为 HSIL 或 AGC 组织学仅检出 CIN1 中，漏诊 CIN2、CIN3 和 AIS 的风险高于细胞学为 ASC 或 LSIL 中的 CIN1。细胞学为 HSIL 者 LEEP 病理诊断为 CIN2、CIN3 的比例高达 84％～97％。所以 CIN1 的处理方案根据此前的细胞学和特殊人群而有所不同。

（一）细胞学为 ASC-US、ASC-H 或 LSIL 的 CIN1 的处理：

◇ 12 个月时 HPV 检测或 6 个月、12 个月时复查 TCT。

◇ 若 HPV 高危亚型阳性或 TCT≥ASC-US，推荐行阴道镜检查。若 HPV 阴性或 TCT 未见异常，返回常规细胞学筛查。

◇ 若 CIN1 持续 2 年以上，继续随访或治疗均可接受。

◇ 若选择治疗且阴道镜检查满意，切除或消融均可。

◇ 如阴道镜检查结果不满意、颈管取样提示 CIN 或病人曾治疗过，推荐诊断性切除。

◇ 对于阴道镜检查结果不满意的 CIN1，消融治疗不可接受。

◇ 切除子宫治疗 CIN1 不可接受。

◇ 阴道使用鬼臼毒素或相关产品治疗也不可接受。

（二）细胞学为 HSIL 或 AGC-NOS 的 CIN1 的处理：

◇ 若阴道镜检查结果满意且子宫颈管取样阴性，以下三种方案均可接受：

● 诊断性切除。

● 间隔 6 个月复查细胞学和阴道镜检查，随访 1 年。

● 复核细胞学、组织学和阴道镜所见，如对原解释有修订，根据修订的结果按指南处理。

◇ 在 6 个月或 12 个月时重复出现 HSIL 或 AGC - NOS 者，推荐诊断性切除。

◇ 1 年观察 2 次 TCT 未见异常时，返回常规细胞学筛查。

◇ 阴道镜检查结果不满意者，推荐诊断性切除，特殊人群除外。

（三）青春期 CIN1 的处理

◇ 12 个月时复查细胞学。

◇ 复查 TCT≥HSIL 时，建议行阴道镜检查。

◇ 24 个月复查 TCT≥ASC - US 时，建议行阴道镜检查。

◇ 以 HPV - DNA 高危亚型检测随访青春期 CIN1 不可接受。

（四）妊娠期 CIN1 的处理

◇ 只随访，无须治疗。
◇ 任何治疗均不可接受。

三、组织学 CIN2、CIN3 的处理

◇ CIN2 比 CIN3 更异质化，且更易消退。

◇ 但组织学区分 CIN2 和 CIN3 相当困难。

◇ 按照国际共识，将 CIN2 作为治疗的阈值。

（一）普通人群 CIN2、CIN3 的处理

1. 初级管理

◇ 阴道镜检查结果满意、完全除外浸润癌者，行宫颈切除术或消融治疗均可接受。

◇ 对于复发性 CIN2、CIN3，推荐诊断性切除。

◇ 阴道镜检查结果不满意、不完全除外浸润癌者，推荐诊断性宫颈锥切术，不可消融治疗。

◇ 除特殊情况外，随访观察不可接受。

◇ 全子宫切除不作为首选治疗。

2. 治疗后随访

◇ 6～12 个月时检测 HPV 高危亚型，或每 6 个月行单独 TCT 或 TCT 联合阴道镜检查。

◇ 若 HPV 高危亚型阳性或复查 TCT≥ASCUS，推荐行阴道镜检查加子宫颈管采样。

◇ 若 HPV 高危亚型阴性或连续 2 次TCT 未见异常，从 12 个月开始进行至少 20年的常规细胞学筛查。

◇ 仅依据 HPV 高危亚型阳性，进行重复治疗或行子宫切除不可接受。

◇ 若诊断性宫颈切除术的边缘阳性或术后立即子宫颈采样标本为 CIN2、CIN3，推荐治疗后 4~6 个月复查 TCT 同时行子宫颈管采样重新评估。重复诊断性宫颈切除术也可接受。若宫颈切除术困难，可选择子宫切除。

◇ 对于复发或持续性 CIN2、CIN3，重复诊断性切除或子宫全切都可接受。

（二）青春期和年轻女性 CIN2、CIN3 的处理

◇ 组织学明确的 CIN2，随访观察或治疗均可。

◇ 若为 CIN3 或阴道镜检查结果不满意时，推荐治疗性病灶切除。

◇ 随访中若阴道镜检查发现病变加重或 TCT 为 HSIL 或阴道镜下高级病变持续 1 年，建议再次活检。

◇ 若随诊为 CIN3 或 CIN2、CIN3 持续 24 个月，推荐治疗性病灶切除。

◇ 连续 2 次复查 TCT 未见异常，且阴道镜检查结果正常者，返回常规细胞学筛查。

（三）妊娠期 CIN2、CIN3 的处理

◇ 孕期每 12 周重复 TCT 和阴道镜

检查。

◇ 只有阴道镜图像加重或细胞学提示浸润癌时，才需要重复宫颈活检。

◇ 只有怀疑浸润癌时，才推荐诊断性锥切。

◇ 除非确诊为浸润癌，否则治疗不可接受。

◇ 产后复查细胞学和阴道镜重新评估。

◇ 分娩方式的选择取决于产科指征，CIN 的稳定状态与分娩方式无关。

四、宫颈原位腺癌(AIS)的处理

(一) 对组织学 AIS 的认识

◇ AIS 发病率从 20 世纪 70 年代至 90 年代上升了约 6 倍。

◇ 阴道镜识别 AIS 及其严重程度非常困难。

◇ 病灶常向子宫颈管内深部延伸，手术难以切净。

◇ 病灶常呈多点、跳跃性，即使切除的标本边缘阴性也并不意味病灶已被完全切除。

◇ 对 AIS 做后续处理决策之前，必须进行病灶切除及 ECC 病理检查。

◇ 病灶切除的失败率为 0～9%，LEEP 的失败率高于 CKC。

（二）AIS 的临床处理原则

◇ 无生育要求者，首选全子宫切除。

◇ 要求保留生育功能者，推荐 CKC 治疗。

◇ 锥切边缘阳性或 ECC 提示有 CIN 或 AIS 者，建议：

● 再次宫颈锥切术，增加完全切除的可能性。

● 每 6 个月联合 TCT、HPV 高危亚型检测、阴道镜检查和 ECC 重新评估。

◇ 锥切边缘阴性、无切除子宫意愿者，应长期随访。

第七章　CIN 和 AIS 的治疗

一、治疗前须知

◇ 治疗方法的适应证均应遵循 CIN 和 AIS 的处理指南，体现个性化，做到知情同意。

◇ 物理治疗或切除治疗不同方法之间的效果无明显差异，总体失败率为 5%～15%，多发生在治疗后 2 年内。

◇ CIN 治疗后 20 年内宫颈浸润癌的发生率仍高于普通人群 10 倍左右，必须长期随访。

◇ 治疗后近期常有分泌物增多，有异味，少量出血等，应给予抗生素预防感染。

◇ 治疗后远期可发生子宫颈管黏膜增生外翻、宫颈口粘连（导致不孕）（图 75）等。应重视操作技巧。

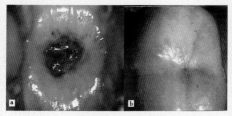

图 75　LEEP 术后宫口黏膜增生或粘连

◇ 任何治疗均有可能对未来妊娠造成早产、胎膜早破、低出生体重儿等不利影响。

◇ 治疗应安排在月经干净后 3～7 天，全身及生殖系统急性疾病除外。

◇ 治疗后 HPV 检测随访效果优于细胞学，联合 HPV - DNA 高危亚型检测和细胞学检查可增加敏感性。

二、子宫颈破坏性治疗方法

破坏性治疗包括宫颈冷冻、激光消融、电灼、电凝等方法，又称为物理治疗。方法简单、快速，无须麻醉和住院。缺点为治疗范围不确切、不能行病理检查。多用于 CIN1 的治疗。

（一）冷冻：将冷冻头置于移行带，接触组织被冷冻至 $-70\sim -196℃$，组织破坏深度达 $2\sim5mm$。治疗成功的三个条件：①冷冻深度至少 5mm；②全部移行带均被冷冻；③病变未累及子宫颈管。

（二）激光：小功率为 $1\sim10W/cm^2$，大功率为 $50\sim70W/cm^2$，激光束将光能变为热能，组织破坏深度达 $2\sim3mm$。

（三）微波：高频电磁波聚焦辐射，电极接触组织，体内水分正负极位置随微波按 2450×10^6 的频率高速变化，产生高热，组织破坏深度达 $2\sim5mm$。

三、切除性治疗方法

包括 LEEP 或 LLETZ、CKC、激光锥切、电针锥切等。切除性手术注意事项：

◇ 手术范围包括切除全部子宫颈转化区（在碘试验阴性区外 3～5mm）及部分子宫颈管（根据病变范围 1.5～2.5cm）。

◇ 术中应彻底止血。LEEP 用高频电凝止血同时可破坏组织深度达 2～3mm。

◇ 手术后标注标本方位，以便病理学进一步准确诊断。

◇ 术后及时分析病理报告，注意切缘及宫颈管有无残留病灶，必要时与病理科医生沟通。

◇ 术后应全面评估患者病灶持续存在或复发的风险，制订个性化随访或后续治疗方案。

（一）宫颈冷刀锥切术（CKC）（图 76）

◇ 优点：便于切除较理想的宽度和深度。切缘无电热损伤，便于准确、全面的病理诊断。多用于 CIN3 或不除外微浸癌者。

◇ 缺点：有一定操作难度，要求一定的手术技巧。需要住院和麻醉，并发症及妊娠相关病发生率比 LEEP 略高。

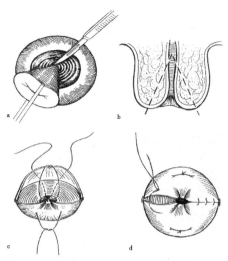

图 76　CKC 手术　a. 锥形切除；b. 切除范围；c. 荷包缝合；d. 缝合后。

（二）LEEP 或 LLETZ

◇ 原理：采用高频电刀，由电极尖端产生 3.8MHZ 高频电波，在接触身体的瞬间，由组织本身产生阻抗，吸收此电波产生高热，完成各种切割、止血。可根据病灶面积和病变严重程度选择不同大小、形状和深度的电切极（图 77～图 79）。

◇ 优点：操作简单，不需麻醉，可在门诊完成，术中及术后并发症相对少，花费少等。可获得相对完好的组织标本，具有再

109

诊断功能，目前被广泛用于 CIN2、CIN3 的诊断和治疗。

◇ 缺点：如果使用功率过大或操作不当，电灼切缘组织可影响病理学确切诊断。切除的宽度和深度不及 CKC。

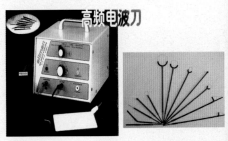

图 77 高频电波刀治疗仪和各种形状的电极

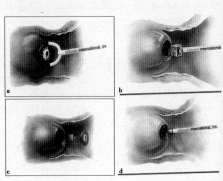

图 78 LEEP 示意图 a. 环切；b. 方形切颈管；c. a 和 b 合起来呈锥形；d. 电凝止血。

110

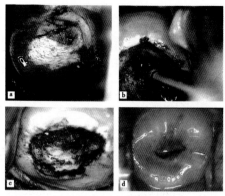

图 79 LEEP 手术 a. 环切后的创面；b. 电凝止血；c. 电凝后的创面；d. 治疗 3 个月后的宫颈。

（三）全子宫切除术

◇ 不作为 CIN2、CIN3 的初始治疗。

◇ 术前应除外宫颈浸润癌。

◇ 经腹或经阴道切除取决于术者经验、患者的状况和需求。

◇ 术后仍需长期随访，发生阴道上皮内瘤样病变的风险为 7.4%，发生阴道癌的风险高于普通人群。

附录 1 阴道镜检查常用试剂配制方法

　　1. 复方碘（Lugol）液的配制：碘 5g＋碘化钾 10g＋蒸馏水 100ml，碘和碘化钾充分溶解后保存于棕色瓶中，防止见光变质，每 4~6 周重新配制更换。

　　2. 5％醋酸的配制：冰醋酸 5ml＋蒸馏水 95ml，密封保存，以免挥发，最好现用现配，保存期不应超过一周。

附录 2 常用英文缩写

英文缩写	英文全称	中文全称
AGC	Atypical Glandular Cells	非典型腺细胞
AIS	Adenocarcinoma in Situ	原位腺癌
ASC	Atypical Squamous Cells	非典型鳞状细胞
ASCCP	The American Society for Colposcopy and Cervical Pathology	美国阴道镜及子宫颈病理协会
ASC - H	ASC can not exclude HSIL	非典型鳞状细胞——不除外高度病变
ASC - US	Atypical Squamous Cells of Undetermined Significances	非典型鳞状细胞——意义不明确
CC	Cervical Carcinoma	宫颈浸润癌

CIGN	Cervical Intraepithelial Glandular Neoplasia	宫颈腺上皮瘤变
CIN	Cervical Intraepithelial Neoplasia	宫颈上皮内瘤变
CKC	Cold Knife Conization	冷刀锥切术
ECC	Endocervical Curettage	子宫颈管搔刮除术
HPV	Human Papilloma Virus	人类乳头瘤病毒
IFCPC	International Federation for Cervical Pathology and Colposcopy	宫颈病理和阴道镜国际联盟
HSIL	High Grade Squamous Intraepithelial Lesion	鳞状上皮内高度病变
LEEP	Loop Electrosurgical Excision Procedure	电环切除术
LLETZ	Large Loop Excision of the Transformation Zone-conization	子宫颈转化区大环切除术

LSIL	Low Grade Squamous Intraepithelial Lesion	鳞状上皮内低度病变
NSCJ	New Squamous Colum Junction	新鳞柱交界
OSCJ	Original Squamous Colum Junction	原始鳞柱交界
SCC	Squamous Carcinoma Cell	鳞状细胞癌
STI	Sexually Transmitted Infection	性传播感染
TBS	The Bethesda System	TBS 诊断系统
TZ	Transformation Zone	转化区
VIA	Visual Inspection with Acetic acid	裸眼醋酸染色检查
VILI	Visual Inspection with Lugol's Iodine	裸眼复方碘染色检查

参考文献

1. Walker P, Dexeus S, Palo GD, et al. International Terminology of Colposcopy: An Updated Report From the International Federation for Cervical Pathology and Colposcopy. OBSTETRICS & GYNECOLOGY, 2003, 101 (1): 175-177.

2. Wright TC Jr, Massad LS, Dunton CJ et al. 2006 consensus guidelines for the management of women with abnormal cervical cancer screening tests. American Journal of Obstetrics & Gynecology, 2007, 197 (4): 346-355.

3. Wright TC Jr, Massad LS, Dunton CJ, et al. 2006 consensus guidelines for the management of women with cervical intraepithelial neoplasia or adenocarcinoma in situ. American Journal of Obstetrics & Gynecology, 2007, 197 (4): 340-345.

ISBN 978-7-5659-0385-4